8

TC52

200

DE
L'INSPECTION
GÉNÉRALISÉE
DES
VIANDES de BOUCHERIE

PAR

L. PINGRIÉ

Vétérinaire-Directeur de l'Abattoir de Nantes

NANTES

IMPRIMERIE G. SCHWOB & FILS

6, Rue Scribe, 6

—

1898

DE

L'INSPECTION

GÉNÉRALISÉE

DES

VIANDES de BOUCHERIE

PAR

L. PINGRIÉ

Vétérinaire - Directeur de l'Abattoir de Nantes

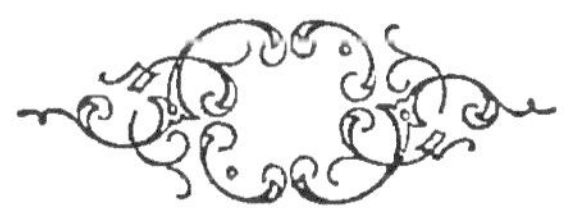

NANTES

IMPRIMERIE G. SCHWOB & FILS

6, Rue Scribe, 6

—

1898

L'INSPECTION des VIANDES

ET SA

GÉNÉRALISATION

L'inspection des viandes, dit M. Peuch, est une branche de la police sanitaire qui a pour but la visite avant et après abatage des animaux destinés à la consommation de l'homme, afin de s'assurer de la salubrité de leurs tissus.

Cette salubrité reconnue, les tissus, comprenant la viande et les issues ou abats, peuvent servir à l'alimentation. Mais, en cas d'insalubrité nettement constatée, on opère la saisie totale ou partielle de l'animal inspecté, suivant le cas. Les causes d'insalubrité des tissus sont nombreuses ; on peut les classer en deux catégories bien distinctes :

1° Viandes d'animaux atteints : 1° de maladies inflammatoires ; 2° d'altérations produites par la présence de micro-organismes non pathogènes (telles les viandes à odeur de beurre rance) ;

2° Viandes provenant d'animaux atteints de maladies parasitaires ou présentant des altérations dues à la présence de microbes pathogènes spécifiques. C'est dans cette seconde catégorie que doivent se ranger les maladies réputées contagieuses.

L'inspection des viandes a donc un double but :

1º S'assurer de la salubrité des produits vendus ;

2º Reconnaître l'existence des maladies dites contagieuses. — La circulaire ministérielle du 20 août 1882, art. 90, dit : **que le législateur,** en imposant l'obligation de l'inspection des viandes, a eu pour but : « **La recherche de la provenance des animaux sur lesquels l'autopsie a fait reconnaître les lésions propres à des maladies contagieuses qui n'étaient pas déclarées du vivant de l'animal** ».

L'utilité de l'inspection des viandes de boucherie est incontestable, elle est, du reste, reconnue de tous ; elle est basée sur ce fait, dit M. Baillet, vétérinaire de l'abattoir de Bordeaux : « Etant
» donné que la viande est un produit indispensable
» à la vie humaine, l'inspection des viandes est
» nécessaire, parce que celles qui sont insalubres
» peuvent être nuisibles et que la majorité des
» consommateurs manquent des connaissances
» voulues pour apprécier celles d'entre elles qui
» jouissent de cette insalubrité ».

De tout temps, et même aux époques les plus reculées, on a tenu à s'assurer de la bonne qualité des viandes. Les prescriptions sanitaires dictées par Moïse sur le mont Sinaï sont encore appliquées, tant en ce qui concerne l'abatage des animaux suivant le rite israélite qu'à la visite des viandes et viscères faites par le sacrificateur lui-même. — Dans son rapport au 3ᵉ Congrès national vétérinaire (1897), M. Morot, de l'abattoir de Troyes, nous montre que l'inspection sanitaire des viandes était en grand honneur au moyen âge. « En France, dit-il, elle se faisait jusque dans
» les simples bourgs ou bourgades. Il y avait

» des **boucheries banales**, même dans un
» grand nombre de petites localités ».

De nombreux édits, arrêts, etc., des rois et
empereurs, prouvent l'importance que l'on ac-
cordait à cette question.

Les condamnations encourues par les bouchers
contrevenant aux réglements étaient loin de la
bénignité actuelle. « Amende, interdiction de
métier, marque, pilori, amende honorable, fouet,
prison, amputation d'une main, pendaison ».
(Morot).

Toutes les mesures prises dans ces temps
éloignés concouraient à forcer les pouvoirs publics
à surveiller et assurer la salubrité des viandes
servant à l'alimentation des populations.

Aujourd'hui, nous sommes aussi bien armés.
Il existe des lois, décrets, circulaires, arrêtés
dont l'application n'est faite que dans certains
centres privilégiés. Seules, les grandes villes ont
un système d'inspection sanitaire bien organisé.
Leurs habitants se trouvent presque dans l'obligation de ne consommer que des viandes saines.
Et les autres communes du territoire, qui sont le
plus grand nombre, sont absolument dépourvues
de tout service d'inspection. La loi est **une** pour
toute la France et doit donc être appliquée dans
toutes les communes. **C'est là l'inspection
généralisée** des viandes de boucherie.

La loi municipale du 5 avril 1884 fait une
obligation aux maires des communes d'assurer la
salubrité des comestibles vendus.

ART. 97. — *La police municipale a pour objet
d'assurer le bon ordre, la sûreté et* **LA SALU-
BRITÉ** *publique ; elle comprend, en outre,* § V,

l'inspection sur **la fidélité des denrées** *qui se vendent au poids ou à la mesure et* **SUR LA SALUBRITÉ DES COMESTIBLES MIS EN VENTE.**

L'article 99 de la même loi est ainsi conçu :

Les pouvoirs qui appartiennent aux maires en vertu de l'article 91 ne font pas obstacles aux droits du préfet de prendre pour toutes les communes du département ou plusieurs d'entre elles et dans tous les cas où il n'y aurait pas été pourvu par les autorités municipales, toutes mesures relatives au maintien de la **SALUBRITÉ**, *de la sûreté et de la tranquillité publique. Ce droit ne pourra être exercé par le préfet à l'égard d'une seule commune qu'après une mise en demeure au maire restée sans résultats.*

La loi sur le Code rural, promulguée le 21 juin 1898, publiée à l'*Officiel* du 23 juin, dit :

Art. 18. — *Les maires sont chargés de veiller* **A TOUT** *ce qui intéresse la* **SALUBRITÉ PUBLIQUE.**

Art. 27. — *La chair des animaux morts d'une maladie, quelle qu'elle soit, ne peut* **être vendue** *et* **livrée à la CONSOMMATION.**

Tout propriétaire d'un animal mort de **maladie non contagieuse** *est tenu, soit de le faire transporter dans les 24 heures à un atelier d'équarrissage régulièrement autorisé, soit, dans le même délai, de le détruire, etc., etc.*

Art. 42. — *La chair des animaux morts de maladies contagieuses quelles qu'elles soient, ou abattus comme atteints de peste bovine, de la morve ou farcin, des maladies charbonneuses, du rouget ou de la rage ne peut être livrée à* **la consommation.**

Le législateur, en défendant la vente des viandes provenant d'animaux morts de maladies contagieuses ou non, a donc prévu et voulu prévenir les cas possibles où ces ventes pouvaient avoir lieu. Il serait superflu de revenir à la citation des cas nombreux où la cupidité du paysan associée au lucre éhonté de bouchers sans scrupules a eu comme résultats la vente pour l'alimentation d'animaux malsains. Il n'est pas de journaux qui n'aient eu à enregistrer dans leurs colonnes un ou plusieurs faits de cette nature. Et ces ventes illégales ne sont découvertes, partant signalées à l'attention du public, que lorsque les produits vendus ont déterminé, après ingestion, des accidents parfois mortels pour les consommateurs. Il y a à peine un mois, il a été vendu à Ecouflant, près **ANGERS**, de la viande provenant d'un animal atteint de charbon, il y a eu contamination ; des personnes ont été très malades, des chiens qui avaient mangé quelques débris sont morts du charbon.

Il y a quelque 18 ou 20 mois on trouvait dans la rivière l'Erdre une demi-vache préparée pour la boucherie (on l'y avait jetée la nuit). — Qu'était devenu l'autre moitié ? Ne pouvant être introduite à Nantes, le boucher peu honnête l'avait sans nul doute **vendue par les villages**, et ne pouvant se défaire de l'excédent ; dans la crainte, d'être découvert et poursuivi, ce peu délicat commerçant s'en débarrassait en le jetant dans la rivière.

Que faire pour obvier à ces sortes de choses ? C'est d'établir un service d'inspection opérant régulièrement et partout à la fois. — L'Allemagne, la Belgique sont pourvues d'un service analogue à celui que nous réclamons ; en Lorraine, depuis 1895, on applique un arrêté relatif à la surveillance des boucheries et du commerce des viandes.

C'est à peu de chose près le système allemand, avec son inspection rigoureuse.

En France ce n'est pas faute de prescriptions si cette inspection est à peu près nulle. En effet le décret du 22 juin 1882, art. 90 indique que :

Les abattoirs publics et les **TUERIES PAR-TICULIÈRES** *sont placés d'une manière permanente, sous la surveillance d'un vétérinaire délégué à cet effet.*

Lorsque l'ouverture d'un animal fait reconnaître les lésions propres à une maladie contagieuse, le maire de la commune **d'où provient** *cet animal en est immédiatement avisé, afin qu'il prenne les dispositions nécessaires.*

Il semble suffisamment établi par ces faits et citations que non - seulement l'inspection des viandes peut être mais doit être organisée dans toutes les communes.

Il est de toute évidence que la création d'un tel service entraînera des frais pour les communes : une dépense que la nouvelle loi dite du code rural du **21 juin 1898** rend obligatoire pour chaque commune.

Art. 63. — *Les communes dans lesquelles il existe des foires et marchés aux chevaux ou aux bestiaux,* **des abattoirs** *ou des clos d'équarrissage, seront tenus de proposer à leurs frais, et* **sauf à se rembourser par l'établissement d'une taxe sur les animaux amenés,** *un ou plusieurs vétérinaires pour l'inspection sanitaire des animaux qui y sont conduits.*

CETTE DEPENSE EST OBLIGATOIRE pour la commune.

———

La demande d'autorisation d'ouvrir une tuerie particulière **dénommée à juste titre ABATTOIR** par les arrêtés préfectoraux, entraîne de la part du demandeur l'engagement tacite de se soumettre aux conditions spéciales édictées par ledit arrêté préfectoral.

C'est une atteinte au droit de propriété basée sur ce fait que les abattoirs et les tueries sont des établissements classés par la loi parmi ceux déclarés incommodes et insalubres. Incommodité et insalubrité de **voisinage.** Les prescriptions dictées par le conseil d'hygiène après consultation sont d'ordre purement matériel, ne s'occupant que de la disposition et de l'agencement des locaux. Le principe, c'est d'éviter les **émanations malsaines,** c'est aussi **d'empêcher le public** d'assister *de visu* au travail qui se fait dans ces établissements. C'est ce huis clos qui ne devrait pas exister pour le service sanitaire, lequel, tout en s'assurant, comme l'a **voulu le législateur,** que les viandes tuées et détaillées sont consommables mais aussi obligeant le titulaire à se conformer aux prescriptions de l'hygiène qui sont souvent lettres-mortes. Il faut avoir visité plusieurs de **ces tueries** pour comprendre l'importance de ce dernier détail.

En opérant ainsi . **salubrité de voisinage** et **salubrité de consommation** seraient assurées.

Ce serait d'une argumentation spécieuse que de vouloir établir une différence entre les abattoirs et les tueries particulières; l'article 90 du décret du 22 juin 1882 enlève toute crainte à ce sujet. Il force à faire l'inspection partout où l'on se livre à l'abattage des animaux dits de boucherie.

Généraliser l'inspection des viandes de boucherie, c'est protéger le commerce honnête contre les spéculations lucratives mais déloyales qui rejaillissent quoique l'on fasse sur la corporation tout entière. Ce n'est pas dans un abattoir inspecté mais bien dans certaines tueries clandestines que l'on se livre aux commerces honteux de la **viande malade** et de la **BÊTE CREVÉE**, de l'**ANIMAL D'ARTICLE.**

Seuls ceux qui fréquentent journellement les abattoirs peuvent se rendre compte des moyens employés pour masquer les lésions autorisant une saisie. C'est dans les campagnes que le grattage, l'épluchage, etc., rendent possible la vente de viandes qui seraient sûrement saisies en ville. — A Nantes, où l'introduction des viandes mortes est considérable, près de trois millions de kilos par an, l'inspection est obligée de déjouer tous ces trucs et pourtant si, comme à Orléans et à St-Etienne, on ne laissait introduire que des viandes préalablement visitées par un vétérinaire, ce serait l'inspection forcée pour presque tout le département, mais ce ne garantirait en rien le débit des viandes dans les campagnes.

Comment faire cette inspection ?

Si elle n'est pas impossible à faire elle présente au moins certaines difficultés qu'il ne faut pas se dissimuler, mais devant lesquelles on ne doit pas reculer.

Dans sa deuxième édition du traité sur l'inspection des viandes de boucherie, l'auteur, M. Baillet, de Bordeaux, constate et regrette à la fois que de ce côté tout soit à faire dans les campagnes. Il écrivait celà en 1880 ; or, depuis cette époque, il n'y a guère de progrès à signaler, bien que la loi du 21 juillet 1881,

Le décret du 22 juin 1882,

La circulaire du 20 août 1882,

La loi municipale du 5 avril 1884,

La loi sur le code rural du 21 juin 1898 donnent des droits aux Maires des communes, les obligent à créer cette inspection, chargés qu'ils sont de veiller à la **salubrité des denrées et comestibles vendus.** La dernière loi crée **la taxe de visite sanitaire**, qu'il ne faut pas confondre avec la taxe d'abattage réservée pour solder les frais d'entretien, gestion, amortissement, intérêt des sommes empruntées pour la construction ou la réparation d'un abattoir public.

La tendance serait à la suppression complète de toutes les tueries particulières, les remplaçant par la création d'abattoirs communaux ou intercommunaux ; mais la réalisation de ce vœu n'est possible que dans un avenir peut-être éloigné. Bien que, comme le voudrait avec juste raison M. Morot, de Troyes, toutes les communes dont le nombre d'habitants dépasserait 3,000 soient obligées de supprimer leurs tueries particulières en établissant un abattoir public. — Les associations de communes dans ce but lèveraient bien des difficultés. Mais c'est aux Maires de savoir ce qu'ils ont à faire de ce côté, on ne peut rien leur imposer, la loi sur les abattoirs n'étant pas encore votée. Mais ce qui, d'ores et déjà, leur est une obligation, c'est l'inspection des viandes dans leurs communes respectives. C'est la création d'un agent ?

Nouveau fonctionnaire, c'est vrai, mais celui-là payé par la taxe prévue et déjà mentionnée. — Il serait oiseux actuellement de ne vouloir confier ce service qu'à des vétérinaires ; le nombre de ces derniers étant insuffisant. Mais ceux-ci devraient opérer dans la commune de leur résidence. — Ce pourrait être aussi un agent dénommé contrôleur, lequel, après avoir prouvé ses connaissances en viandes de boucherie, prêté serment, opérerait la visite des viandes dans les tueries, sous la surveillance d'un vétérinaire (le plus proche autant que possible). Cette surveillance s'opérant dans les mêmes conditions que ce qui se passe dans la plus grande partie des grands abattoirs de province où le service est fait, suivant l'importance, par un ou plusieurs contrôleurs (deux à Nantes) ordinairement d'anciens bouchers. Ces agents visitent les viandes, marquent de l'estampille celles qu'ils reconnaissent saines et, lorsqu'ils se trouvent en présence d'un cadavre atteint d'altérations morbides, quelles qu'elles soient, ils en réfèrent au vétérinaire sous la surveillance duquel ils se trouvent placés, qui, lui, procède ou non à la saisie ; et, si c'est un cas de maladie contagieuse, remplit les formalités de déclarations prévues par les lois et règlements. J'ai dit que ces contrôleurs devaient faire preuve de leurs capacités. La dernière nomination à l'abattoir de Nantes a eu lieu au concours, 14 candidats étaient inscrits, 7 ont passé l'examen. — Il n'y avait donc pas pénurie.

Avant et après leur entrée en fonctions, ces agents peuvent être perfectionnés dans leur métier par une pratique, une spécialisation de tous les jours, et aussi par les renseignements verbaux et écrits qui leur seraient donnés par les vétérinaires. Il existe, du reste, des manuels très simples mais suffisants pour arriver à un bon résultat.

La visite INOPINÉE est une mesure avec laquelle on doit compter. Faite par un vétérinaire, soit pour exercer la surveillance des agents placés sous ses ordres ou faire lui-même la visite des tueries dans des communes non pourvues d'agents spéciaux. Faite à n'importe quelle heure et à des jours non déterminés d'avance, les bouchers se trouveraient toujours sous **le coup** et **la crainte** de cette visite.

———

Comme conclusions :

1 ⁰ Les communes, se trouvant dans l'obligation de faire visiter les viandes de boucheries, devront créer un service d'inspection.

2⁰ Ce service peut être établi soit par la :

1⁰ Création d'abattoirs communaux ou intercommunaux.

2⁰ Nomination d'un agent spécial sous la surveillance d'un vétérinaire. Cet agent étant assermenté et ayant fait preuve de connaissances suffisantes en ce qui concerne l'inspection des viandes de boucherie.

3⁰ Inspections faites par des vétérinaires diplômés dans différentes communes comprenant des visites faites à des jours et des heures indéterminés (**VISITES INOPINÉES**).

4⁰ Les communes où réside un vétérinaire diplômé devront lui confier l'inspection des boucheries et tueries particulières.

———

Ceci dit, je me demande quelle est la commune (**quelles que soient les objections faites**), qui se trouvera dans l'impossibilité de se créer un service d'inspection — l'un des 4 procédés sus-énoncées lui sera toujours applicable.

Et si , comme cela est probable dans les débuts, l'inspection semblait imparfaite, après en avoir étudié le fonctionnement avec soin au lieu de l'abandonner, il suffira pour la commune de modifier le procédé choisi en l'améliorant.

Il serait très préjudiciable d'imposer une

mesure identique à toutes les communes. Leurs conditions topographiques, leurs ressources, le nombre des animaux sacrifiés, etc..., tout concoure à établir de nombreuses différences entre chacune d'elles.

Le résultat à obtenir c'est de créer l'inspection de quelque façon que ce soit. L'unification du service ne peut être que postérieure ; elle comprendra sûrement la disparition complète des tueries particulières ; il serait dangereux de l'attendre.

Tout récemment au Congrès pour l'Avancement des Sciences, la XVIIe section (hygiène), à la suite d'une communication de M. Morot, vétérinaire à Troyes, suivie d'une discussion à laquelle ont pris part MM. le Dr Brouardel, de Paris ; le Dr Tison, de Paris ; le Dr Berlin, de Nantes ; le Dr Henrot, de Reims, et nous-mêmes, il a été émis à l'unanimité un vœu concernant les viandes de boucherie, dont voici la première partie (la deuxième partie traitant de la centralisation des services communaux et des indemnités en cas de saisies) :

NÉCESSITÉ DE L'INSPECTION GÉNÉRALISÉE DES VIANDES DE BOUCHERIE EN FRANCE PAR DES VÉTÉRINAIRES ou SOUS LA SURVEILLANCE DE VÉTÉRINAIRES.

Telle est, dans l'intérêt général, l'amélioration qui s'impose ; il est permis d'espérer que chacun, dans la mesure du possible, voudra concourir à sa réalisation.

Nantes, le 17 août 1898.

L. PINGRIE

Nantes, Imp. G. Schwob et Fils, rue Scribe, 6.

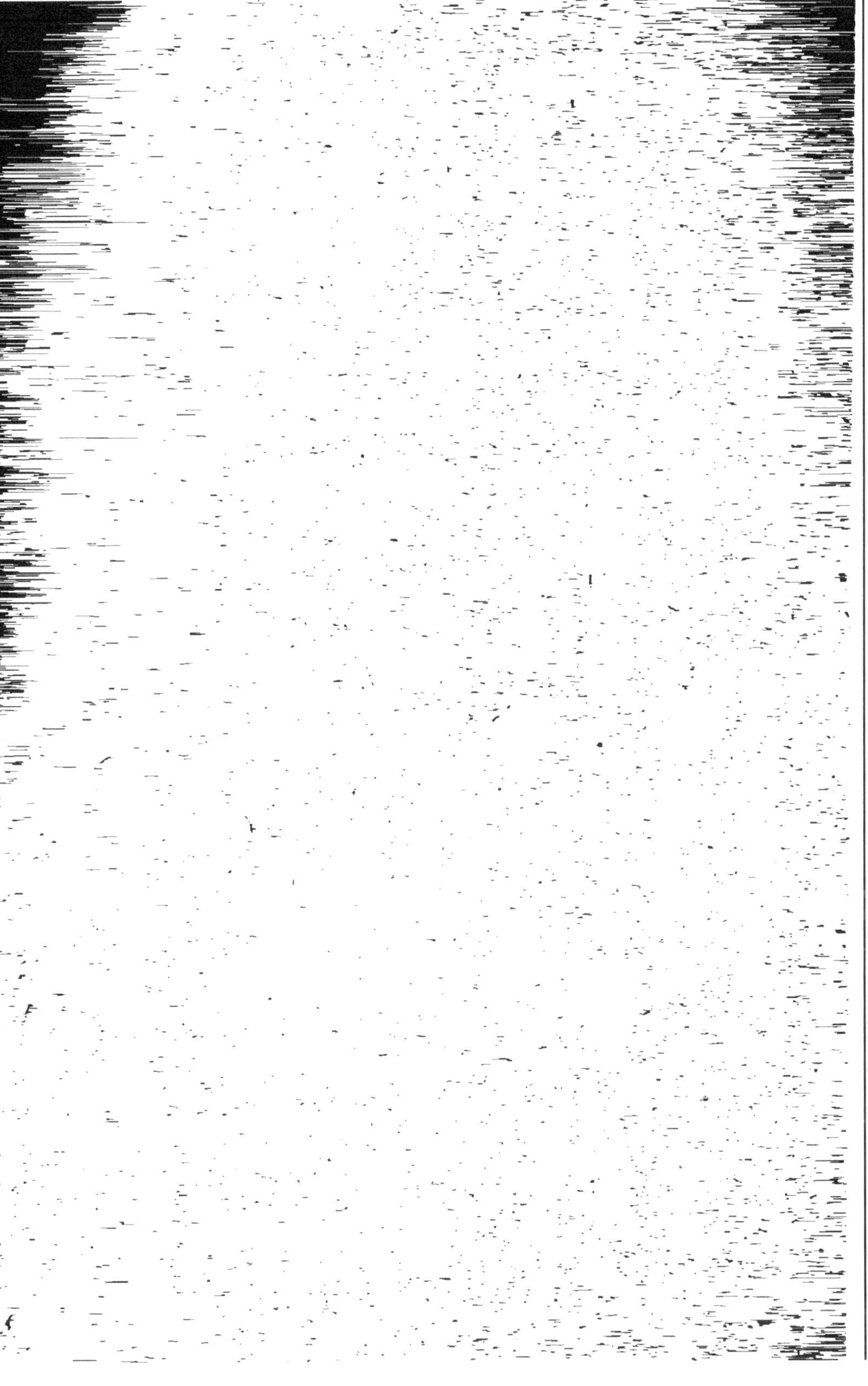

www.ingramcontent.com/pod-product-compliance
Ingram Content Group UK Ltd.
Pitfield, Milton Keynes, MK11 3LW, UK
UKHW022357120726
13694UKWH00005B/1940